AF252475

COMPTE-RENDU DES TRAVAUX

DE LA

SOCIÉTÉ NATIONALE DE MÉDECINE DE LYON

PENDANT LES ANNÉES 1876-1877

QUELQUES CONSIDÉRATIONS SUR L'ORIGINE

ET

LA PROPHYLAXIE DES MALADIES VIRULENTES

PAR

LE DOCTEUR A. RODET

Ancien chirurgien en chef de l'Antiquaille, ex-président de la Société de médecine,
et président de la Société protectrice de l'enfance de Lyon.

Discours prononcé à la séance solennelle de la Société nationale de médecine,
le 11 février 1878.

LYON

ASSOCIATION TYPOGRAPHIQUE

G. RIOTOR, RUE DE LA BARRE, 12

1878

COMPTE - RENDU

DES TRAVAUX DE LA SOCIÉTÉ NATIONALE DE MÉDECINE

PENDANT LES ANNÉES 1876-1877

QUELQUES CONSIDÉRATIONS SUR L'ORIGINE ET LA PROPHYLAXIE DES MALADIES VIRULENTES

Je suis heureux de constater, en commençant, que pendant l'année qui vient de finir, la Société de médecine n'a perdu aucun de ses membres. Il semble que la mort, qui nous avait si cruellement frappés l'année précédente, s'est enfin lassée de nous faire sentir ses coups. Espérons qu'elle nous épargnera longtemps encore la douleur de voir disparaître de nos rangs des collègues et des amis qui nous sont chers à tous !

Un grand événement, déjà largement préparé, il est vrai, a reçu son couronnement dans le cours de cette année; je veux parler de l'organisation et de l'installation de la Faculté de médecine de Lyon. Cette magnifique institution, depuis si longtemps réclamée, doit être accueillie par la Société de médecine et par le corps médical tout entier avec la plus grande satisfaction. Elle est établie sur des bases si vastes qu'elle est destinée à devenir le modèle des établissements de ce genre, et qu'elle ne peut manquer d'exercer, dans un prochain avenir, une grande influence sur le développement des sciences médicales. La Société de médecine est heureuse et fière de compter un grand nombre de ses membres parmi les professeurs de la nouvelle Faculté, à laquelle elle souhaite le plus brillant avenir et la plus complète prospérité.

Je ne puis oublier, Messieurs, de rappeler ici que notre bien-aimé collègue, le docteur Teissier, a reçu cette année une distinction qu'il méritait à tant de titres, et qu'on était étonné de ne lui point voir encore, celle de membre correspondant de l'Académie de médecine.

J'ai le plaisir d'annoncer aussi que notre très-estimé collègue, M. Saint-Cyr, vient enfin de recevoir, en récompense de ses nombreux travaux, la croix de chevalier de la Légion d'honneur.

Pendant ces deux dernières années, durant lesquelles j'ai eu l'honneur d'occuper le fauteuil de la présidence, la Société de médecine a déployé une grande activité, comme il est facile de s'en convaincre en parcourant les procès-verbaux de ses séances.

La *chirurgie* a été l'objet de communications importantes :

Notre éminent collègue, le docteur Ollier, vous a fait part du résultat très-satisfaisant qu'il a obtenu contre l'éléphantiasis du nez, c'est-à-dire contre une maladie qui semblait, jusque là, défier toutes les ressources de l'art. Ce résultat, il l'a trouvé dans une opération délicate et hardie à laquelle il donne le nom de *décortication du nez*.

Il vous a montré un enfant chez lequel il a pratiqué l'ablation sous-périostée du calcanéum, et qui présente un cas très-remarquable de guérison avec reproduction presque intégrale de l'os.

Vous avez tous présente à la mémoire la très-intéressante communication que nous fit notre très-regretté collègue, le docteur Valette, quelques jours avant sa mort, sur le traitement de l'épiplocèle irréductible, au moyen de la pince caustique.

Vous n'avez sans doute pas oublié non plus la relation pleine de charme et d'intérêt que nous fit M. Rollet sur la blessure reçue par Alexandre le Grand dans son combat contre les Malliens.

M. Chassagny, toujours à la recherche de moyens mécaniques nouveaux, vous a montré des appareils extrêmement ingénieux, à l'aide desquels il obtient une compression circulaire, douce et constante, éminemment utile dans un grand nombre de cas, et spécialement dans certaines maladies des jointures.

M. Delore, dont vous connaissez tous l'activité infatigable, vous a fait connaître son procédé d'évidement des tumeurs bénignes; un cas heureux d'ovariotomie; les résultats qu'il a obtenus dans des cas de fibrôme utérin, en pratiquant dans le tissu même du col de l'utérus des injections d'ergotine; et, enfin, le procédé qu'il emploie pour guérir le torticolis postérieur.

M. Horand vous a communiqué un travail consciencieusement étudié sur les maladies scrofuleuses. Deux faits saillants ressortent de ce travail, l'un, c'est que les globules rouges du sang conservent dans cette maladie leur proportion normale; l'autre, que les ulcérations de mauvaise nature, qui sont l'une de leurs principales manifestations, sont modifiées avantageusement, surtout par le fer rouge.

M. Dron vous a parlé du râclage dans certaines tumeurs de la peau.

M. Gayet vous a entretenu du pansement sans compression des plaies pénétrantes de l'œil, et M. Ygonin vous a montré un énorme polype utérin descendu lentement dans l'excavation pelvienne, puis détaché peu à peu et expulsé à la suite de simples manœuvres d'exploration.

En *obstétrique,* vous avez entendu une communication magistrale de M. Bouchacourt, sur les soins à donner pendant les couches. Dans cette exposition, remplie de conseils judicieux, notre éminent collègue a consigné et résumé le résultat de sa vaste pratique.

Dans le même ordre d'idées, M. Chassagny vous a entretenus des effets de son double ballon contre certaines hémorrhagies utérines.

Mais c'est sur la *médecine* proprement dite que la Société a accompli ou entendu les travaux les plus nombreux et les plus importants.

Je signalerai d'abord les rapports trimestriels de M. Meynet sur les maladies régnantes. Ces rapports que vous avez l'habitude d'écouter avec la plus scrupuleuse attention, sont remplis de faits pratiques intéressants et constituent des documents précieux pour ceux qui s'occupent de statistique médicale ou qui veulent se rendre un compte exact des constitutions médicales de notre localité.

Notre vénéré collègue, le docteur Th. Perrin, vous a lu un mémoire profondément pensé et élégamment écrit, par lequel il s'efforce de démontrer que les maladies constitutionnelles reconnaissent souvent pour cause la funeste habitude d'un grand nombre de mères de confier leurs enfants à des nourrices mercenaires.

M. Alix vous a apporté un savant mémoire sur l'inutilité des vésicatoires dans le traitement des maladies aiguës. Ce travail consciencieux, fruit d'une longue pratique hospitalière, vous a vivement intéressé ; mais je crois être l'interprète fidèle de votre pensée en déclarant que, s'il a pu modifier votre opinion sur quelques points, il n'est pas parvenu à vous faire renoncer à l'emploi d'un moyen si utile, si indispensable même, dans un grand nombre de cas.

M. Gubian vous a fait connaître les résultats de sa pratique sur l'influence de l'altitude dans des cas de phthisie pulmonaire. Il a vu que beaucoup de phthisiques sont favorablement influencés dans une altitude moyenne, variant de 600 à 1,500 mètres, par une atmosphère moins dense, moins oxygénée, et contenant une moins grande quantité d'acide carbonique.

M. Favre vous a fait plusieurs communications intéressantes sur un sujet qui lui est familier depuis longtemps et qu'il ne cesse d'étudier avec ardeur. Ce sujet est le daltonisme ou la dyschromatopsie, qu'il vous a fait connaître sous toutes leurs faces et qu'il vous a montrés comme étant susceptibles de guérison dans la plupart des cas.

M. Soulier vous a parlé, en son nom et au nom de M. Élie Faivre, d'un malade atteint de paralysie des membres supérieurs. Ce cas, exposé avec les plus minutieux détails, a donné lieu à une discussion savante, à laquelle ont pris part plusieurs d'entre vous, sans qu'il ait été possible de dissiper tous les doutes que présentait cette espèce d'énigme pathologique.

M. Pernot vous a fait part des études sérieuses qu'il a faites sur des foyers paludéens d'une grande intensité qui existent dans la banlieue de Lyon, au quartier de la Mouche; et, à propos de cette communication importante, M. Ferrand s'est livré à des considérations pleines d'intérêt sur plusieurs causes d'insalubrité qui existent dans divers autres quartiers de la ville de Lyon.

M. Boucaud vous a fait connaître, par une savante analyse, un mémoire du docteur Jonhson sur les effets de la compression des nerfs pneumogastriques par les tumeurs du médiastin. Cette communication a vivement intéressé la Société et a donné lieu à une discussion approfondie.

Le même collègue vous a montré une pièce pathologique provenant d'un enfant mort de coqueluche, et consistant en un ganglion tuberculeux qui comprimait l'un des nerfs pneumogastriques.

Il vous a montré une autre pièce extrêmement rare prise sur un homme mort à l'Hôtel-Dieu avec des symptômes tout à fait insolites, et consistant en des fragments de muscles farcis de cysticerques. Vous avez vu à cette occasion un jeune interne, M. Redon, pousser l'amour de la science et l'intrépidité expérimentale jusqu'à avaler l'un de ces cysticerques et présenter plus tard, si mes informations sont exactes, les signes non équivoques de la présence d'un tænia développé dans ses intestins.

M. Saint-Cyr s'est livré devant vous à une savante étude sur la ligule de la tanche; et M. Donadieu, professeur au Lycée, a su vous intéresser vivement aussi, en venant vous faire une communication sur le même sujet.

MM. Dron et Horand vous ont fait connaître plusieurs cas de syphilis héréditaire tardive qui, pour des praticiens moins expérimentés et surtout moins spécialistes, auraient pu être mis banalement sur le compte de la scrofule.

M. Diday a insisté sur des modifications remarquables qui sont survenues depuis quelque temps dans certaines formes ou dans certains symptômes des maladies vénériennes. Les chancrelles ou chancres mous deviennent de plus en plus rares, comme tout le monde a pu le constater, et les cas d'anémie et d'alopécie syphilitiques ne se présentent plus, ni avec la même fréquence, ni avec la même intensité.

M. Teissier vous a rendu compte, en termes très-clairs et très-précis, du savant mémoire que M. Guéneau de Mussy a publié récemment sur l'étiologie et sur la prophylaxie de la fièvre typhoïde.

Comme Murchisson et Budd, M. Guéneau de Mussy admet l'origine fécale de la fièvre typhoïde ; mais, tandis que pour Murchisson toutes les matières fécales peuvent la produire, pourvu qu'elles aient fermenté, Budd et M. Guéneau de Mussy la font naître de matières excrémentitielles contenant un principe spécial, virulent, provenant lui-même d'autres typhiques. Pour eux la maladie n'est donc jamais spontanée, mais est, au contraire, toujours le résultat d'une contagion. Aussi l'organisme n'est-il susceptible de la contracter qu'une fois pendant toute la durée de la vie.

Comme conséquence pratique, ces auteurs veulent que l'on préserve les populations, de la manière la plus absolue, de toute contagion, en évitant de laisser contaminer les substances dont elles se servent pour leur alimentation, ou de toute autre manière, par des déjections alvines de provenance typhique.

M. Julliard est venu vous faire connaître les résultats obtenus dans le service de notre collègue, le docteur Chavanne, par l'emploi des bains froids contre la fièvre typhoïde. De ce travail, plein de faits intéressants, habilement et remarquablement exposés, il résulte que la méthode de Brand n'est pas, comme on l'a prétendu, la panacée ni le spécifique de la fièvre typhoïde, mais que, employée avec mesure et discernement comme a su le faire notre savant collègue, elle peut rendre des services réels, et qu'elle constitue, en définitive, une conquête thérapeutique d'une certaine valeur.

Le docteur Clément, frappé de la mortalité énorme qu'il observait dans les cas de variole grave, n'a pas hésité à soumettre ces cas graves à l'emploi des bains à température légèrement froide (de 25° à 28°), répétés deux ou trois fois par jour seulement. Tous les malades qu'il a soumis à ce traitement ne sont pas guéris, mais la proportion des décès a été sensiblement abaissée, et il a vu guérir un malade atteint de variole hémorrhagique qui lui paraissait voué à une mort certaine.

Ce travail du docteur Clément, que vous avez accueilli avec faveur, me ramène à l'important mémoire que M. Rendu est venu vous lire sur l'origine et sur la marche de l'épidémie de variole qui a sévi à Lyon depuis le mois de mai 1875 jusqu'au printemps dernier. Avec un zèle infatigable et une persévérance digne des plus grands éloges, ce jeune savant a pu suivre le développement de cette épidémie, depuis son éclosion à l'hôpital des Colinettes jusque dans ses nombreuses ramifications, et il a eu le bonheur de trouver presque toujours les auteurs des contagions nouvelles et d'expliquer ainsi d'une manière claire et précise le mode de production des foyers secondaires. S'il pouvait exister encore quelques doutes sur les propriétés contagieuses de la variole, les faits accumulés par M. Rendu seraient de nature à les dissiper sans retour. Permettez-moi, Messieurs, d'ajouter que ce beau travail que vous avez cru devoir récompenser, a reçu à Paris une récompense plus haute de l'Institut et de la Faculté de médecine.

A l'occasion de ce mémoire, vous vous êtes livrés à une discussion approfondie et à de brillantes passes d'armes, mais vous n'avez pas voulu vous borner aux considérations dogmatiques auxquelles ce sujet se prête si bien. Vous avez pensé, avec raison, qu'il était digne de la Société nationale de médecine de s'occuper surtout du côté pratique de la question, en édictant les mesures les plus propres à prévenir le retour de semblables épidémies, ou du moins à en limiter les ravages autant que possible.

Vous avez exprimé l'opinion : 1° que les vaccinations devraient être rendues de plus en plus sérieusement obligatoires ;

2° Que les revaccinations devraient l'être aussi à certain âge et dans certaines conditions ;

3° Que les varioleux des hôpitaux devraient être soigneusement séquestrés, non-seulement dans des salles spéciales, mais, autant que possible, dans des bâtiments isolés, suffisamment éloignés des autres logements hospitaliers ;

4° Que les visites aux varioleux devraient être, autant que possible, interdites même pour les parents et pour les amis ;

5° Que des véhicules spéciaux devraient être réservés au transport des varioleux ;

6° Enfin, que tous les cas isolés, observés en ville, en dehors des épidémies, devraient être signalés à l'autorité, laquelle ferait immédiatement parvenir aux voisins de ces malades les recommandations nécessaires au moyen d'une lettre dont la rédaction a été soigneusement discutée et arrêtée par vous.

Si ces mesures que vous avez proposées étaient accusées de trop de rigueur ou de sévérité, vous seriez en droit de répondre qu'aucune précaution ne doit être négligée et qu'aucun sacrifice ne doit paraître trop grand, lorsqu'il s'agit d'éloigner des populations l'une des maladies les plus hideuses et les plus meurtrières, qu'avant la découverte de Jenner on avait justement appelée le plus redoutable des fléaux.

Mais pour que ces mesures puissent produire les effets favorables que vous en espérez, il faut que la maladie soit toujours le résultat d'un contage ou d'un virus, c'est-à-dire qu'elle ne puisse pas se produire spontanément. Ceci m'amène naturellement à discuter devant vous cette question importante *de la spontanéité des maladies virulentes.*

Pour limiter le plus possible mon sujet, je ne m'occuperai

nullement des maladies infectieuses qui peuvent être ou n'être pas virulentes et sur lesquelles il règne encore tant d'obscurité. Je me bornerai donc à quelques considérations sur l'origine et sur la prophylaxie des maladies virulentes proprement dites, telles que la syphilis, la variole, la scarlatine, la rougeole, la coqueluche, la rage et la morve.

Relativement à ces maladies, les médecins se divisent en deux camps bien distincts : les *spontanéistes* et les *anti-spontanéistes*.

Les premiers commencent invariablement par s'appuyer sur un argument qu'ils croient sans réplique : « Ces maladies, disent-ils, n'ont pas toujours existé. Elles ont donc pris naissance un jour, sans germe, et, par conséquent, d'une manière spontanée. »

Pour moi, cet argument est absolument dépourvu de valeur; car, sur cette question, comme sur tant d'autres, il ne nous est pas permis de remonter jusqu'aux causes premières. L'homme, les animaux et les plantes n'ont pas toujours existé sur la terre. Ils y ont apparu un jour. Faut-il en conclure qu'ils peuvent aujourd'hui y naître spontanément ?

La *syphilis* n'existait pas en Europe avant la fin du quinzième siècle, c'est-à-dire avant la découverte de l'Amérique. Pour s'en convaincre, on n'a qu'à compulser attentivement les auteurs anciens. On y trouve, et c'est ce qui a si longtemps donné le change, ce qu'on appelle aujourd'hui la pseudo-syphilis, c'est-à-dire les chancres mous, les bubons, la gonorrhée et ses diverses complications, mais la syphilis vraie ne s'y trouve nullement signalée. Cependant l'Europe était déjà bien vieille alors et elle n'avait pas toujours été chaste et pure. Que de temps et que de conditions favorables

pour engendrer la syphilis, si la syphilis avait pu s'engendrer sans virus spécial !

Au contraire, cette maladie existait en Amérique longtemps avant sa découverte. On était déjà en droit de l'admettre
d'après des documents historiques, mais M. Parrot vient d'ap-
porter à l'appui de cette opinion la démonstration la plus
éclatante qu'il soit possible de demander à la science.

Au congrès du Havre, il nous a montré des crânes présen-
tant des lésions parfaitement caractéristiques de la syphilis
héréditaire. Or, deux de ces crânes, appartenant à des enfants,
avaient été recueillis à Guayaquil, dans des sépultures antérieures à l'arrivée des Espagnols et avaient été donnés à
l'institut d'anthropologie par M. Destruges. Deux autres crânes
d'adultes, appartenant à la collection du muséum, présentent les mêmes lésions caractéristiques. L'un est originaire
d'Arica et l'autre des environs de Lima, et ils ont été trouvés
tous les deux dans des sépultures bien antérieures à la conquête. Il ne saurait donc exister aucun doute sur ce point,
à savoir, que la syphilis existait en Amérique bien longtemps
avant l'arrivée des Européens.

La *variole* peut-elle se développer spontanément, sous l'influence de certaines constitutions médicales ou épidémiques ?
On l'a dit bien souvent, je le sais, mais c'est là une hérésie
dont les conséquences peuvent être des plus funestes et qu'il
faut repousser avec toute la force que peut donner une con-
viction absolue. D'abord elle n'existait ni chez les Grecs ni
chez les Romains, car les auteurs de ce temps, si exacts d'ordinaire, n'en font aucune mention. Elle appparut en Arabie
dans le dernier tiers du sixième siècle. D'où venait-elle? qu'elle
était sa patrie d'origine? Personne ne le sait. Les uns la font
provenir de l'Ethiopie, d'autres de l'Inde, d'autres du fond de

la Chine, où elle existait, disent-ils, depuis un temps immémorial. Quoi qu'il en soit, depuis son apparition, en 570 de notre ère, elle s'est répandue dans tout l'ancien monde et elle n'a cessé d'y exercer les plus affreux ravages.

Mais pendant que ce fléau désolait le vieux monde, les contrées qui ne devaient être découvertes que plus tard en étaient complètement exemptes. Les historiens s'accordent à dire qu'elle était inconnue en Amérique avant sa découverte, et qu'elle n'y fit son apparition que vingt-cinq ans après, environ, c'est-à-dire en 1517 ou 1518. Pour comprendre le temps assez long qui s'écoula entre l'arrivée des Européens et l'apparition d'une maladie si éminemment contagieuse, il suffit de se rappeler que les moyens dont on disposait alors pour la navigation n'exigeaient pas moins de trois mois pour aller d'Europe en Amérique et que les cas de variole qui pouvaient survenir dans le personnel de l'équipage avaient le temps de s'éteindre avant l'arrivée du vaisseau.

L'Australie, non plus, ne connaissait pas la variole avant l'arrivée des Européens et ce ne fut que longtemps après, lorsque la vapeur eut grandement abrégé la traversée, qu'on y signala les premiers cas.

La syphilis possède un virus fixe, concret en quelque sorte, et ne peut se transmettre que par inoculation ou par contact immédiat; aussi tout le monde admet-il qu'elle est contagieuse et qu'elle ne peut se produire spontanément. Le virus variolique est doué d'une double qualité qui rend ses effets plus difficiles à apprécier. D'abord il est fixe et palpable, comme celui de la syphilis, car il peut s'inoculer comme lui, mais, de plus, il est susceptible de se volatiliser à certaines périodes de la maladie, et alors il se répand dans l'air ambiant, lequel devient ainsi une source de contagion pour ceux qui viennent le respirer. Quelle cause puissante d'erreur sur l'origine de la maladie !

A Londres, un homme atteint de variole séjourne quelques instants dans une voiture publique. Un monsieur et une dame, pleins de santé et ne soupçonnant aucun danger, viennent prendre la place qu'il a occupée. Quelques jours après, le monsieur était mort de variole et la dame gisait dans son lit, atteinte gravement de la même maladie (1).

Une femme et sa fille occupaient à Paris, rue de l'Échiquier, un petit magasin de mercerie. La fille prend la petite vérole et se couche dans un lit qui n'était séparé du magasin que par un simple paravent. Six semaines après dix-sept personnes du voisinage avaient été atteintes de variole, qu'elles étaient venues contracter dans ce petit magasin, sans se douter qu'il y avait là un foyer de contagion (2).

Les médecins appelés à donner leurs soins à des malades ainsi contagionnés, ignorent souvent la source où la maladie a été contractée et ils se croient autorisés alors à lui attribuer une origine spontanée. Voilà pourquoi il se rencontre encore aujourd'hui des praticiens qui professent une opinion si contraire aux faits rigoureusement observés, et si capable de détourner de l'emploi des vrais moyens prophylactiques.

La *scarlatine*, la *rougeole* et la *coqueluche* ne peuvent pas plus se développer spontanément que la syphilis et la variole. Les arguments que j'ai invoqués pour démontrer la *non* spontanéité de ces dernières s'appliquent tout aussi bien aux premières : Elles n'ont pas toujours existé en Europe. Elles y ont

____

(1) Voir *Lyon médical*, n° du 8 avril 1877 et *British medical journal* du 10 mars 1877.

(2) Trousseau, *Clinique médicale*, tome 1, page 488.

apparu plus tard même que la variole. Enfin, elles étaient inconnues en Amérique et en Australie, lors de la découverte de ces deux continents, et, comme pour la petite vérole, il a fallu de nombreuses années avant qu'elles aient pu y être importées.

Pour se faire une idée de la rapidité avec laquelle elles durent se répandre dans des populations vierges encore des atteintes de ces divers poisons, il suffit de lire la relation d'un fait récent rapporté par M. Bernheim dans le *Dictionnaire encyclopédique des sciences médicales*, article *contagion :*

« Les îles Faroer, dit cet auteur, étaient complètement indemnes de rougeole depuis 1781, lorsque, soixante-cinq ans après, en 1846, cette maladie y fut importée par un seul homme. La contagion, rencontrant une population qui ne l'avait jamais éprouvée et qui, par conséquent, était tout entière apte à la subir, fit des progrès si rapides, qu'en peu de temps six mille habitants en étaient atteints, sur une popula tion totale de 7,782. Quinze cents environ parvinrent à se préserver, en s'isolant complètement des lieux contaminés. »

Ces maladies étant douées d'un virus volatil, se communiquent, comme la petite vérole, par l'intermédiaire de l'air. On peut les contracter dans les réunions publiques ou privées, à la promenade, dans les voitures publiques, partout, en un mot, où l'air se trouve imprégné de l'un de ces poisons subtils. Ne sont-ce pas là encore des conditions éminemment favorables pour donner le change, en faisant croire, dans beaucoup de cas, à un développement spontané ?

La *rage* et la *morve*, qui appartiennent à des espèces animales, mais qui, par malheur, peuvent aussi s'inoculer et germer chez l'homme, sont-elles, plus que les précédentes, susceptibles de se développer spontanément ? Je suis

très-disposé à croire le contraire, mais je laisserai le soin d'en
donner la preuve à nos savants collègues de la section vété-
rinaire. Je me bornerai à rapporter un fait qui prouve combien
l'observation, pour être concluante, doit être rigoureuse et
combien on doit user de circonspection avant de conclure à la
spontanéité.

Un homme possédait une chienne d'une race très-rare.
Ne voulant avoir aucun rejeton abâtardi de cette chienne, il
la fit mettre à l'attache et la soumit à la plus sévère surveil-
lance. Au bout de plusieurs mois, la bête devint enragée et
l'on ne manqua pas de voir là un beau cas de rage spontanée
produite par la réclusion. M. Bouley fit l'autopsie de cette
chienne et trouva dans son ventre quatre petits qui, on me
l'accordera, j'espère, n'y étaient pas venus spontanément. Sans
cette circonstance qui prouvait que la séquestration n'avait pas
été aussi complète que le croyait son maître, quel parti n'au-
rait-on pas tiré d'un fait en apparence si concluant en faveur
du développement spontané de la rage.

Toutes les maladies dont je viens de parler, qui composent
la grande classe des maladies virulentes proprement dites,
sont donc bien le résultat d'un principe spécifique, d'une
graine ou d'un virus, et ne peuvent jamais se développer
spontanément. Leur source peut être obscure ou cachée, mais
on peut être bien convaincu qu'avec une investigation patiente
et sagace, on pourra, le plus souvent, remonter jusqu'à leur
véritable origine.

Ces graines ou ces virus sont bien connus par leurs effets.
On sait qu'ils agissent en quantités très-minimes, impercep-
tibles, infinitésimales et qu'ils ont la funeste propriété de se
multiplier prodigieusement, de manière à infecter en très-peu

de temps des populations entières, si rien ne s'oppose à leur propagation.

On sait aussi que ces virus diffèrent entre eux, quant à leurs effets, comme les graines d'une plante diffèrent de celles d'une autre plante ; mais ces différences, en quoi consistent-elles ? Beaucoup de savants de premier ordre, parmi lesquels je suis heureux de pouvoir citer l'un de nos éminents collègues, M. Chauveau, ont cherché à pénétrer le mystère, jusqu'ici impénétrable, qui entoure ce monde si peu visible et pourtant si puissant et si terrible, mais leurs recherches n'ont fait que soulever un coin du voile qui couvre ce mystère. Pour moi, j'ai une foi entière dans la puissance du travail et dans l'avenir de la science basée sur l'expérimentation et sur l'observation attentive des faits, et je ne doute pas que les travailleurs futurs ne fassent éclater la lumière où n'existe aujourd'hu qu'une profonde obscurité. Un sujet si nouveau, un but si important, ne sont-ils pas de nature à exciter le zèle et l'ardeur de nos jeunes travailleurs qui vont bientôt posséder, grâce aux munificences de notre grande cité, des moyens incomparables d'étude et d'investigation.

Les maladies virulentes proprement dites ne peuvent se contracter qu'une seule fois dans le cours de la vie, sauf de bien rares exceptions. Ce phénomène, que rien ne peut expliquer et qu'il faut admettre comme un fait d'observation simple, sans chercher à en pénétrer la cause, constitue une atténuation indispensable à la gravité de ces maladies. Qu'on songe donc aux dangers qu'auraient à courir les familles, les pensionnats, les lycées, les garnisons, les hôpitaux, s'il suffisait d'un individu atteint de l'une de ces maladies pour la transmettre à tous les autres, à ceux qui l'ont éprouvée déjà, comme à ceux qui en sont encore vierges. La vie se passerait dans des transes mortelles. On ne sortirait d'une maladie que pour tomber dans une autre, et le monde ne serait bientôt qu'un immense hôpital où les maladies virulentes siégeraient en permanence.

J'ai dit que le même individu n'est apte à contracter chacune de ces maladies qu'une fois dans sa vie, sauf de bien rares exceptions. Cette proportion, ainsi formulée, rencontrera peut-être plus d'un contradicteur, mais elle est basée sur l'observation la plus rigoureuse des faits.

1° Plus je suis de près la marche de la syphilis, et plus je trouve qu'il est rare de la voir naître et se développer deux fois dans le même organisme. Deux causes peuvent ici fausser le jugement et mettre en défaut les résultats d'une observation incomplète. D'abord, il est des maladies qui ne sont pas la syphilis, mais qu'on est tenté de confondre avec elle, parce qu'elles proviennent d'une source impure comme elle, et parce qu'on les rencontre le plus souvent dans les mêmes régions. Ces maladies pseudo-syphilitiques, dont le vieux monde était tributaire, peuvent s'inoculer indéfiniment chez le même individu, mais il est parfaitement démontré aujourd'hui que les virus qui les produisent diffèrent essentiellement de celui qui engendre la vraie syphilis.

D'autre part, cette dernière maladie présente souvent des poussées successives qu'une observation superficielle peut faire prendre pour de nouvelles infections. Que l'on ait donc bien soin de se mettre à l'abri de ces deux causes d'erreur et l'on reconnaîtra sans peine que, comme je le disais plus haut, les cas de deuxième infection syphilitique sont extrêmement rares.

2° Les récidives de la petite vérole sont-elles plus fréquentes que celles de la syphilis ? Je ne le pense pas, car depuis que je vois des malades, il ne m'a pas été donné d'en observer un seul cas bien authentique. Plusieurs fois, en présence d'une variole, il m'a été affirmé que le malade avait eu déjà la même maladie ; mais une investigation attentive m'a convaincu que la première éruption n'avait été qu'une *varicelle*, maladie qui procède d'un virus différent, mais dont la dénomination vicieuse de *petite vérole volante* est bien propre à donner le change aux personnes étrangères à la médecine.

3° La *rougeole* est réputée susceptible de récidiver souvent et de reparaître plusieurs fois chez le même sujet. La cause d'erreur est ici dans une maladie qui ressemble à la rougeole sans en avoir les caractères essentiels. Cette maladie est la *roséole* qui peut se montrer un grand nombre de fois dans le cours de la vie. Qu'il me soit permis de citer un fait, un seul, pour rendre plus frappante cette cause d'erreur :

On m'appelle un jour auprès d'un enfant atteint de rougeole. Comme il vivait avec un jeune frère, je prévins que celui-ci ne manquerait probablement pas d'être pris à son tour. « Oh, non, me dit la mère, il ne craint rien, car il est réfractaire. Son frère a eu déjà la rougeole il y a deux ans et, quoiqu'il ne l'ait jamais quitté, il n'a rien pris. » Un interrogatoire que je fis subir à cette mère me démontra bien vite que la prétendue rougeole antérieure n'avait été qu'une roséole, maladie non contagieuse, ce qui ne prouvait pas que le deuxième fils était réfractaire, et j'annonçai, en conséquence, que, selon toute probabilité, il n'échapperait pas cette fois à la contagion. Quelques jours après ma prédiction était pleinement réalisée.

4° Il est une maladie qui ressemble à la scarlatine et qui peut faire croire à des récidives de cette dernière. Cette maladie, qu'on pourrait appeler *scarlatinoïde*, a une éruption finement ponctuée, comme celle de la scarlatine vraie, mais, de même que la roséole manque des phénomènes catarrhaux de la rougeole, de même ici on ne trouve ni l'angine scarlatineuse, ni les vomissements, ni la fièvre.

5° Enfin, on sait que les enfants qui ont eu la coqueluche conservent, quelque temps encore après leur guérison, une susceptibilité spéciale des organes respiratoires, et que les rhumes qu'ils contractent pendant cette période s'accompagnent toujours de la toux caractéristique, ce qui peut faire croire à de nouvelles infections.

Quelles mesures convient-il de prendre pour prévenir les maladies virulentes ou pour en atténuer les effets?

La syphilis n'ayant qu'un virus fixe serait bientôt éteinte si tous les sujets qui en sont affectés se faisaient un devoir rigoureux de s'abstenir jusqu'à leur guérison complète de toute relation intime avec les personnes qui en sont exemptes. Ce qui contribue à sa propagation, c'est, d'abord, la longueur de sa durée ; ensuite, et par dessus tout, c'est que la plus impérieuse des passions pousse les individus qui en sont atteints à étouffer la voix de leur conscience et à méconnaître les conseils de la plus vulgaire prudence.

Ce que peut faire la médecine pour diminuer les chances de propagation d'une aussi grave maladie, c'est, en premier lieu, de faire séquestrer certains malades qui se font un jeu et un métier de la répandre ; en second lieu, c'est de la guérir le plus rapidement et le plus complètement que possible. La maladie confirmée, qu'on n'hésite donc pas un instant à la combattre et qu'on la poursuive sans trève ni merci, jusqu'à son anéantissement complet. Par de tels efforts on ne parviendra pas à tarir les sources de la syphilis, mais on réussira, du moins, à diminuer d'une manière notable les chances de sa multiplication.

Contre la plus terrible des maladies virulentes, c'est-à-dire contre la petite vérole, la médecine possède un préservatif providentiel ; c'est le vaccin, moyen excellent et sûr, qui suffirait à lui seul s'il était employé assez largement et en temps utile. Que l'on recueille donc soigneusement ce précieux préservatif ; qu'on le conserve, ainsi que je l'ai conseillé, dans des tubes plongés dans de l'eau, ou, mieux encore, dans de l'huile ; que les vaccinations soient rendues sévèrement obligatoires dès l'enfance ; que les revaccinations le soient aussi à un âge plus avancé, et la préservation absolue sera bien près d'être atteinte.

Si un cas de variole se présente dans un hôpital, qu'il soit immédiatement séquestré. Si ce malade est en ville, qu'il ne soit fréquenté que par des personnes bien vaccinées.

Pendant les premiers jours de l'éruption, les papules varioliques contiennent probablement déjà un principe contagieux inoculable, mais le principe volatil ne se produit pas aussi tôt. Par conséquent, en séquestrant les malades pendant cette période de la maladie, on doit être assuré de préserver tous ceux qui les ont entourés jusque-là.

Lors de notre grande épidémie variolique de 1870-1871, j'arrive auprès d'un varioleux dont l'éruption n'était qu'au deuxième jour. Auprès du lit se trouvait un enfant au berceau. Je le vaccine immédiatement avec un vaccin très-sûr, et je le préserve de la petite vérole, malgré le voisinage de son père qui ne fut pas interrompu un seul instant.

Il en aurait été tout autrement si l'éruption du père avait été plus avancée et si ses émanations virulentes avaient pu déjà infecter la constitution de l'enfant. Voici un fait qui le prouve clairement :

Auprès d'un autre varioleux, au sixième ou au septième jour de l'éruption, je trouve encore un enfant au berceau. Je le vaccine, mais, trois jours après, on vit surgir une éruption variolique, en même temps qu'une éruption vaccinale, et les deux éruptions parcoururent leurs périodes sans être influencées l'une par l'autre.

Le virus variolique peut imprégner d'une manière durable et extrêmement tenace les objets qui ont été en rapport avec les varioleux. Tous ces objets doivent donc être brûlés ou soigneusement désinfectés. Les cadavres, eux-mêmes, peuvent conserver le principe contagieux pendant un temps très-long. En voici un remarquable exemple cité par Frank :

Le 30 novembre 1752, un fossoyeur de Chalwood, comté de Sommerset, ouvrit le tombeau d'un homme mort de variole trente ans auparavant. Le cercueil ayant été brisé, il s'en exhala une odeur insupportable. Quatorze des assistants contractèrent la petite vérole et la répandirent dans toute la contrée.

Il résulte de là que si la crémation des cadavres a jamais chance d'être adoptée, c'est par les cadavres des varioleux qu'il conviendra de commencer.

La rougeole est, sans contredit, la plus fréquente des maladies éruptives, ce qui a fait admettre à tort qu'elle est la plus contagieuse. Ce qui explique son extrême fréquence, c'est qu'elle débute comme un simple rhume ou comme une grippe et qu'elle est contagieuse dès l'apparition de ses symptômes prodromiques ou catarrhaux. Les enfants qui en sont affectés sont généralement laissés en libre pratique jusqu'au moment où commence l'éruption, et ces quelques jours leur suffisent pour la communiquer à tous ceux qu'ils fréquentent et qui n'en ont pas encore été atteints. On comprend combien la prophylaxie serait ici difficile, car elle n'exigerait rien moins que la séquestration immédiate de tous les enfants atteints de rhume ou de catarrhe.

Si la scarlatine n'est pas aussi fréquente que la rougeole,

c'est que, chez elle, l'éruption suit de bien près les symptômes
qui en marquent le début, c'est-à-dire l'angine et les vomissements. C'est aussi parce que ces derniers symptômes
frappent davantage les parents et les obligent d'ordinaire à
garder les petits malades chez eux, au lieu de leur permettre
d'aller semer leur maladie dans les écoles ou dans les autres
lieux de réunion.

On a cru que les propriétés contagieuses de la scarlatine
avaient leur maximum d'intensité pendant la période de des-
quamation. Ce qui a donné lieu à cette croyance, c'est que,
grâce à l'incubation qui est assèz longue dans cette maladie,
les individus qui cohabitent avec les scarlatineux et qui ont été
contagionnés par eux dès le début, ne présentent les premiers
symptômes que lorsque les autres sont parvenus aux périodes
ultimes.

Les maladies virulentes constituent un sujet d'étude si vaste
qu'il m'a été à peine possible d'effleurer ici les points essentiels de leur histoire. Ce sujet est, sans contredit, l'un des
plus importants que puisse présenter la médecine. Quoique
souvent exploré depuis des siècles par de nombreux savants,
il est toujours intéressant, toujours nouveau et réclame toujours de nouvelles recherches. C'est là, j'espère, ce qui me
fera pardonner de l'avoir abordé et d'avoir trop longtemps
abusé de votre bienveillante attention.